RECHERCHES

CLINIQUES ET EXPÉRIMENTALES

SUR LA

BRONCHO-PNEUMONIE

DANS SES RAPPORTS AVEC LA

GROSSESSE ET L'ACCOUCHEMENT

AVEC PLANCHE EN COULEUR

PAR

Le Dr CHAMBRELENT

Professeur agrégé à la Faculté de Médecine de Bordeaux.

PARIS

LIBRAIRIE OCTAVE DOIN

8 — PLACE DE L'ODÉON — 8

1901

RECHERCHES

CLINIQUES ET EXPÉRIMENTALES

SUR LA

BRONCHO-PNEUMONIE

DANS SES RAPPORTS AVEC LA

GROSSESSE ET L'ACCOUCHÉMENT

RECHERCHES

CLINIQUES ET EXPÉRIMENTALES

SUR LA

BRONCHO-PNEUMONIE

DANS SES RAPPORTS AVEC LA

GROSSESSE ET L'ACCOUCHEMENT

AVEC PLANCHE EN COULEUR

PAR

Le Dr CHAMBRELENT

Professeur agrégé à la Faculté de Médecine de Bordeaux.

PARIS

LIBRAIRIE OCTAVE DOIN

8 — PLACE DE L'ODÉON — 8

1901

RECHERCHES CLINIQUES ET EXPÉRIMENTALES

SUR

LA BRONCHO-PNEUMONIE

DANS SES RAPPORTS AVEC LA

GROSSESSE ET L'ACCOUCHEMENT

L'histoire de la pneumonie franche dans ses rapports avec la grossesse et l'accouchement est aujourd'hui bien établie. Dès 1864, Grisollé en avait fait une étude magistrale. Depuis, diverses monographies très complètes et de nombreuses observations ont été publiées sur ce sujet. Enfin les recherches expérimentales de Netter, relatives au passage du pneumocoque à travers le placenta, sont venues compléter les données cliniques.

Il est loin d'en être de même de la broncho-pneumonie. Aucun mémoire sur l'influence de cette maladie sur la grossesse et sur l'accouchement n'a été publié, du moins à notre connaissance, et les observations que l'on trouve sont le plus souvent très peu précises. Nous n'avons guère trouvé qu'une observation de Vinay, où la marche de la grossesse et de l'accouchement ait été suivie chez une femme atteinte de cette affection.

Cette lacune de la pathologie gravidique, qui peut

surprendre au premier abord, s'explique cependant assez bien. D'abord, la broncho-pneumonie a été longtemps confondue avec la pneumonie proprement dite, et la place spéciale qu'occupe cette maladie dans le cadre nosologique est de date relativement récente; ensuite, la broncho-pneumonie, maladie fréquente chez l'enfant, est relativement rare chez l'adulte : « c'est une notion banale, dit Mosny (¹), que la broncho-pneumonie est presque spéciale à l'enfance; » enfin, très souvent, la broncho-pneumonie de l'adulte survient comme complication d'une maladie générale : tuberculose, rougeole, fièvre typhoïde, etc., pouvant avoir elle-même son influence propre sur la grossesse et l'accouchement; il est alors difficile, comme nous l'écrivait dernièrement le Dr Vinay, de démêler la part qui revient, dans ce cas, à la complication pulmonaire. Cependant, il semble que, depuis quelques années, les cas de broncho-pneumonies d'origine primitive soient devenus plus fréquents.

Les connaissances bactériologiques actuelles, jointes aux recherches histologiques, permettent de distinguer cette affection pulmonaire, due à des microbes divers, de la pneumonie franche, maladie spécifique avec laquelle on la confondait encore bien souvent jusqu'à ces dernières années.

Nous avons eu, pour notre part, occasion d'observer en quelques années cinq cas de broncho-pneumonie *d'origine primitive*, survenus chez des femmes à diverses périodes de la grossesse. Deux cas ont été recueillis en ville. Les trois autres, observés à l'hôpital, ont pu être suivis de recherches nécroscopiques et bactériologiques. Nous y avons joint le résumé de l'observation de Vinay.

Six cas de broncho-pneumonie chez des femmes en-

<hr>

(¹) Mosny. *Traité de Médecine et de Thérapeutique*, tome VII, p. 358.

ceintes sont évidemment bien insuffisants pour élucider complètement les rapports de cette affection avec
la grossesse et l'accouchement; mais nous espérons
avoir ainsi appelé l'attention sur cette partie peu
étudiée de la pathologie gravidique.

Nous avons pu compléter cette étude par quelques
recherches expérimentales. « S'il est difficile, dit
Netter, de reproduire chez l'animal une pneumonie
lobaire comparable à la pneumonie franche de
l'homme, il n'est rien de plus aisé que de reproduire
expérimentalement, isolément ou simultanément,
toutes les lésions de la broncho-pneumonie. » Profi-
tant de cette facilité de reproduire la broncho-pneumonie chez les animaux, nous avons, d'après la mé-
thode de Traube, consistant à sectionner les nerfs
pneumogastriques, déterminé cette maladie chez des
femelles en gestation, qui n'ont pas tardé à succomber;
nous avons pu alors étudier le retentissement de la
maladie pulmonaire sur l'organisme fœtal.

Obs. I. — En février 1892, nous étions appelé par un de
nos confrères de la Dordogne auprès d'une dame multipare,
arrivée au septième mois d'une sixième grossesse. Cette dame,
qui jouissait d'une excellente santé habituelle, avait deux de
ses enfants atteints de broncho-pneumonie; en se levant la
nuit pour leur prodiguer ses soins, elle prit froid et dut s'aliter
elle-même.

Fièvre intense, température entre 39° et 40°; dyspnée considérable. Râles sibilants et gros râles muqueux dans toute
l'étendue de la poitrine, mais particulièrement aux deux
bases. Expectoration muco-purulente. Examen bactériologique
des crachats révélant d'abondantes chaînettes de streptocoques.
On entendait nettement les battements du cœur du fœtus.

Quelques jours après, nous fûmes appelé pour l'assister dans
son accouchement. L'état général s'était beaucoup aggravé
depuis notre dernière visite. Quelques heures après notre
arrivée, elle expulsait un fœtus d'environ six mois qui fit quel-

ques inspirations et qui ne tarda pas à succomber. L'autopsie ne put en être faite. Immédiatement après l'accouchement, l'état général s'aggrava, le délire survint, température avec grandes oscillations, et quelques jours après elle expirait.

Obs. II. — Louise F..., trente ans. Son père est mort accidentellement et sa mère a succombé à de l'infection puerpérale. Rougeole à deux ans, fièvre typhoïde à dix-huit ans. En 1894, première grossesse et accouchement à terme d'un enfant vivant. En août 1896, avortement de trois mois et demi. La grossesse actuelle a débuté au commencement de septembre 1896.

Dans le courant de janvier, toux et fièvre, qui la décident à entrer à l'hôpital. Le 22 janvier 1897, signes d'une broncho-pneumonie grave. Température, 39°. Submatité et souffle au sommet du poumon droit. Râles nombreux dans toute l'étendue des poumons. La malade avorte dans la soirée d'un fœtus du sexe féminin, pesant 360 grammes, qui fait quelques mouvements. Le placenta est expulsé quelques minutes après; il pèse 140 grammes. Le lendemain, la dyspnée est très prononcée. Râles muqueux dans toute l'étendue des deux poumons. Fièvre intense. Transfert dans le service d'isolement. Le 24 janvier, la malade succombe.

Autopsie : Adhérences pleurales anciennes au niveau du poumon gauche. Les lobes supérieurs et inférieurs du poumon droit sont denses, indurés, de coloration grisâtre. Sur une coupe, la pression fait sourdre une abondante quantité de pus. Les autres organes paraissent sains. L'autopsie du fœtus ne permet de constater aucune lésion macroscopique.

Obs. III. — Catherine F..., trente-sept ans, entre à la clinique obstétricale le 18 janvier 1897. Enceinte de sept mois et demi, elle a été prise dans la matinée d'un violent frisson suivi de fièvre. Signes de broncho-pneumonie du côté droit. Le lendemain, à quatre heures du matin, elle accouche d'un enfant vivant, du sexe féminin, qui pèse 2,500 grammes. Aussitôt après l'accouchement, température, 40°; délire violent nécessitant l'emploi de la camisole de force. Elle est placée dans le service d'isolement de la clinique obstétricale, où nous la voyons le 20 janvier au matin. État extrêmement grave.

Température, 38°5 le matin, qui monte à 40°4 le soir. Matité au sommet du poumon droit. Souffle tubaire au sommet droit et nombreux râles muqueux dans la partie supérieure du poumon. La malade succombe le lendemain 21 janvier, à deux heures de l'après-midi.

Autopsie : Le lobe supérieur et le lobe moyen du poumon droit sont augmentés de volume; ils sont durs, grisâtres. A la coupe, il s'écoule du pus. Des coupes, faites sur les parties malades du poumon, montrent les lésions classiques de la broncho-pneumonie. Traitées par le Gram, on constata la présence de streptocoques. L'enfant, qui avait été envoyé à l'Hôpital des Enfants assistés, succomba au bout de trois jours.

Autopsie de l'enfant quatorze heures après sa mort : Congestion très intense des poumons, surtout à la base. Le sommet seul surnage. Des coupes, faites à la base, montrent des lésions broncho-pneumoniques. Traitées par le Gram, on constate la présence de streptocoques (1).

Obs. IV. — Marie X..., âgée de trente-deux ans. Père mort d'une affection cardiaque. Mère asthmatique. Frères et sœurs en bonne santé. A été allaitée par sa mère. N'a jamais été malade dans son jeune âge. Depuis son adolescence, très sujette aux bronchites. Il y a trois ans, influenza. Il y a cinq ans, première grossesse. Accouchement à terme d'un enfant vivant. Suites de couches normales. La grossesse actuelle a débuté à la fin du mois d'avril 1899. Cette femme a ressenti, au mois de septembre, les premiers mouvements actifs du fœtus.

Au mois de novembre, elle est prise de malaise et de toux, qui l'engagent à rentrer à l'hôpital. Diagnostic : grippe. Révulsif sur la paroi thoracique. Point de côté à droite; elle expectore un peu de sang. Souffle aux deux bases des poumons. Le 14 décembre, la malade perd par la vulve une certaine quantité de sang. Contractions douloureuses du côté de l'utérus. Elle est amenée à la clinique obstétricale. La sage-femme de service constate un début de travail. Au palper, une

(1) Observation présentée par M. Bousquet à la Société d'Anatomie et de Physiologie de Bordeaux, 1897.

présentation du sommet assez fortement engagé. Au toucher, le col en voie d'effacement.

A l'auscultation, aucun battement du cœur fœtal. La malade dit ne plus percevoir les mouvements actifs du fœtus depuis deux jours. Dans la soirée, cette femme accouche d'un enfant mort, mais non macéré. La délivrance se fait quelques minutes après sans présenter rien de particulier. Immédiatement après l'accouchement, les symptômes pulmonaires prennent une gravité plus considérable. Oppression extrême. Souffle intense et de gros râles disséminés dans l'étendue des deux poumons. Ventouses scarifiées. Potion tonique à haute dose. La malade succombe deux jours après son accouchement.

Le Dr Alain fait l'autopsie et constate les signes de bronchopneumonie. La pression des différentes parties des poumons fait sourdre une grande quantité de pus.

Autopsie du fœtus : rien de très particulier au point de vue macroscopique.

Notre collègue et ami le Dr Hobbs a bien voulu se charger d'examiner les coupes microscopiques faites par le Dr Alain.

Voici, d'après la note qui nous a été remise, ce qui résulte de l'examen du foie du fœtus : Sur des coupes colorées à l'hématéine éosine : 1° A un faible grossissement, écartement des trabécules hépatiques, séparées les unes des autres par des espaces sensiblement aussi larges qu'une cellule hépatique. On trouve aussi, disséminés en très grand nombre et principalement au voisinage des vaisseaux, des amas de petites cellules très fortement colorées en violet par l'hématéine. Enfin, ce faible grossissement montre très nettement une dilatation considérable des vaisseaux, tous plus ou moins gorgés de sang;

2° A un fort grossissement, les amas de cellules sont constitués par des éléments tous semblables, au nombre de huit, quinze et même vingt. Ce sont des cellules ayant subi la diapédèse (*fig. 2 A*); à côté, mais beaucoup plus rares, on note quelques cellules également colorées en violet, mais beaucoup moins; le noyau de ces cellules ne remplit pas tout le protoplasma, comme celui des cellules décrites précédemment, et la forme générale de l'élément rappelle une cellule épithélioïde. En somme, il s'agit de cellules groupées ensemble sous forme

LÉSIONS FŒTALES

DANS LA BRONCHO-PNEUMONIE

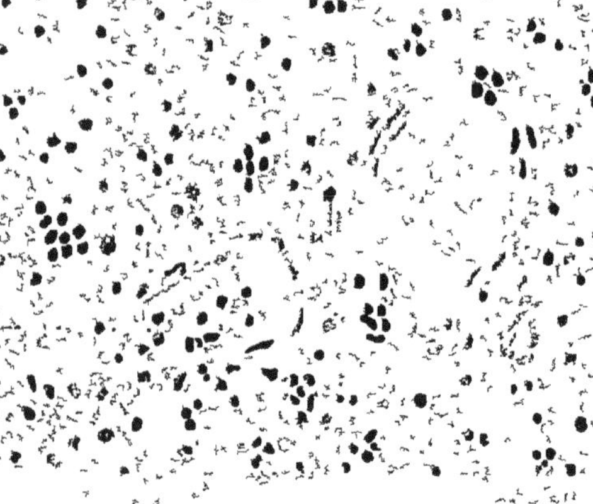

Fig. 1 (G = 460 D)

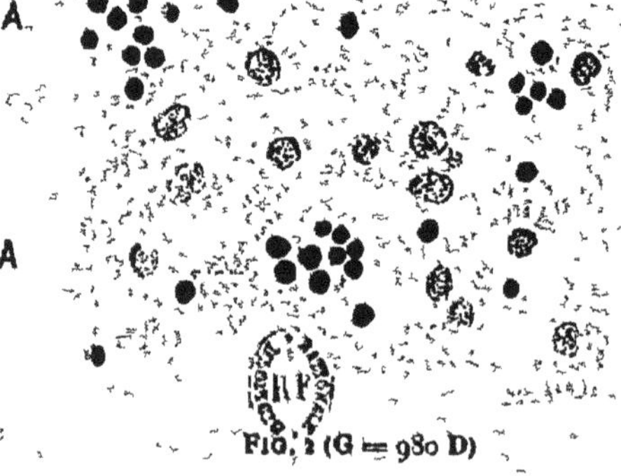

Fig. 2 (G = 930 D)

COUPES DU FOIE DU FŒTUS

de nodules d'origine inflammatoire aiguë; nous en chercherons tout à l'heure l'origine.

Si nous considérons maintenant les autres éléments du fóie, nous notons l'hyperplasie nucléaire de certaines cellules hépatiques, une dégénérescence vasculaire assez prononcée sur certaines d'entre elles; sur d'autres, des gouttelettes graisseuses. Quant aux espaces inter-trabéculaires, ils sont uniformément remplis de globules sanguins. En certains points, on peut surprendre le processus hémorragique par la rupture de l'endothélium de certains vaisseaux *(fig. 1, A).* Par conséquent, nous sommes en présence d'un foie hémorragique présentant en plus des amas nodulaires. Étant donné que la plupart du temps ces amas nodulaires sont la signature d'un processus infectieux aigu, banal, et qui ne prend une physionomie spéciale que dans certains cas (tuberculose, syphilis), nous avions à rechercher la présence du microbe ayant pu produire pareille lésion, du fait de son voisinage. Pour cela, nous avons coloré des coupes suivant différentes méthodes : procédés de Gram, de Weigert, coloration par la thionine phéniquée ou le Ziehl dilué; aucune de ces préparations ne nous a révélé la présence d'éléments microbiens.

Nous sommes donc autorisés à conclure que ces amas nodulaires, qui ne peuvent être mis sur le compte d'un processus chronique, sont le fait d'un processus toxique; le microbe, ou, à son défaut, sa toxine, étant susceptibles de produire les mêmes lésions En somme, le foie du fœtus, bien qu'il n'ait pas été envahi par les microorganismes, causes de la bronchopneumonie maternelle, n'en révèle pas moins l'existence de lésions profondes, dues probablement au passage des toxines à travers le placenta, mais qui expliquent bien le retentissement de l'infection maternelle sur l'organisme fœtal et nous montrent le mécanisme qui a dû amener la mort.

Obs. V. — Le 21 mars 1900, j'étais appelé par le Dr Armaingaud à voir, en consultation avec lui, une de ses clientes, Mme M..., malade depuis quelques jours, enceinte d'environ huit mois; j'avais déjà eu occasion de l'accoucher il y a deux ans. C'était une femme de bonne santé habituelle, mais très surmenée par les obligations mondaines qu'elle cherchait à concilier avec les devoirs de mère de famille. Elle avait, en effet, trois enfants qui se suivaient de près, le dernier âgé, comme je l'ai dit, de deux ans seulement. Une nouvelle grossesse, survenant dans ces conditions, avait encore augmenté la fatigue physique de cette jeune femme. Cependant, pendant les sept premiers mois de cette dernière grossesse, sa santé s'était maintenue satisfaisante.

Le 15 mars, à la suite d'une imprudence, elle prit froid. Le lendemain, elle se sentit courbaturée et se plaignit d'une douleur assez vive au côté droit de la poitrine. Le Dr Armaingaud constata un peu de fièvre, une légère congestion de la base du poumon droit. Température, 38°2. Révulsif local et quinine à la dose de 1 gramme. Le lendemain, la malade paraît mieux, le point de côté a disparu. On constate encore un peu de congestion à la base droite, pas de fièvre. Mais après une apyrexie de deux jours, la fièvre reparaît plus forte. La douleur du côté se réveille plus vive, et l'auscultation révèle une congestion plus intense. C'est dans ces conditions que je fus appelé le 21 mars.

Je constate un état fébrile très marqué. Pouls, 130 pulsations à la minute. Température, 39°2. Respiration courte et précipitée. Congestion de la base du poumon droit se traduisant par des râles muqueux abondants. A gauche, souffle intense dans toute la partie supérieure du poumon. Le ventre a le développement normal d'une grossesse de huit mois. Pas la moindre contraction douloureuse du côté de l'utérus. L'auscultation permet d'enten nettement les battements du cœur fœtal, dont le rythme est normal. Je suis d'avis de continuer l'administration de la quinine et d'y joindre une potion tonique.

Le lendemain 22 mars, je revois la malade dans la soirée avec le Dr Armaingaud.

L'état paraît s'être légèrement amélioré. Température, 38°2; pouls 120. L'oppression est un peu moindre que la veille. Cependant, l'auscultation permet toujours de constater un souffle en arrière et à gauche, qui a envahi toute l'étendue de la surface pulmonaire. A droite, on constate toujours à la base des sibilances et quelques gros râles humides, vestiges du premier foyer de la broncho-pneumonie. La malade ne crache pas. Rien du côté utérin.

Le 23 mars, nous prions notre confrère le Dr Arnozan de se joindre à nous. A notre arrivée, nous constatâmes les faits suivants : nuit a été mauvaise; température du matin, 39°7; souffle intense dans toute l'étendue du poumon gauche, avec quelques gros râles humides à la base. A droite, congestion intense de la base du poumon. L'état du cœur est satisfaisant. Rien du côté de l'utérus. Les battements du cœur du fœtus sont très nettement perçus avec leur rythme normal. Le Dr Arnozan confirme le diagnostic de broncho-pneumonie grave et conseille une potion à la digitale et 1/2 milligramme de strychnine en injections hypodermiques.

A une heure de l'après-midi, je suis appelé en toute hâte auprès de Mme M..., qui vient de ressentir quelques contractions douloureuses de l'utérus. A mon arrivée, je constate un début de travail. Le col est effacé, et commence à se dilater. Les contractions utérines sont rapprochées. Les battements du cœur du fœtus sont normaux. Presque immédiatement après l'examen que je viens de pratiquer, les douleurs augmentent d'intensité et prennent le caractère des douleurs expulsives, et en quelques minutes, Mme M... accouche d'un enfant du sexe masculin, paraissant à huit mois de vie utérine, qui naît à l'état de mort apparente, mais qui est bientôt ranimé. Délivrance normale vingt minutes après l'accouchement. Pas d'hémorragie.

Immédiatement après l'accouchement, l'état général paraît s'améliorer. La respiration devient plus facile. Cependant, les signes stéthoscopiques restent les mêmes. La température se maintient pourtant au voisinage de 40°. Je revois la malade dans la soirée avec le Dr Armaingaud. L'état paraît s'être rapidement aggravé. Les gros râles humides ont envahi toute l'étendue du poumon gauche. A droite, on perçoit également de gros râles humides. La respiration est halètante. Application de révulsifs sur toute l'étendue de la poitrine. Injection de 1/2 milligramme de strychnine.

Le lendemain 24 mars, état manifestement aggravé. Respiration halètante. Face cyanosée. La malade vomit des matières purulentes. Le pouls est à peine perceptible et bat 130 pulsations à la minute. L'état s'aggrave encore dans la soirée, et la malade succombe dans la nuit.

Quant à l'enfant, qui est né en état de mort apparente, il a été facilement ranimé. Il pesait, au moment de sa naissance, 2,760 grammes. Le lendemain, il a quelques convulsions; cependant, il prend facilement le sein d'une nourrice.

Les jours suivants, l'état paraît moins satisfaisant. L'enfant refuse le sein; on est obligé de le nourrir à la cuillère. Il présente un teint légèrement ictérique. Il tousse de temps en temps. Il paraît dépérir. Le 31 mars, son poids est de 2,640 grammes. La toux persiste.

A partir du 2 avril, une amélioration manifeste se produit. La toux est moins persistante. Il prend le sein. Les selles deviennent plus consistantes. Augmentation de poids de 5 grammes depuis le 31 mars. L'état va ainsi en s'améliorant, et au bout de huit jours, l'enfant avait complètement repris. Depuis cette époque, cet enfant s'est bien porté: il a été envoyé à la campagne et il est actuellement en très bonne santé.

Nous avons beaucoup cherché pour trouver dans les différents auteurs des cas de broncho-pneumonie observés chez des femmes enceintes, et nos recherches sont restées à peu près sans résultat. Nous n'avons guère trouvé qu'une observation de Vinay [1] relative à une broncho-pneumonie grippale observée chez une femme arrivée au huitième mois de sa grossesse. Voici cette observation résumée :

Obs. VI. — Femme de trente-neuf ans, 8pare, entrant à la maternité de Lyon au huitième mois de sa grossesse. A son arrivée, dyspnée extrême qui l'oblige à rester assise sur son lit; yeux saillants et injectés; lèvres et langue épaissies; peau plombée, efforts énergiques d'inspiration: 52 respirations à la minute. Parole entrecoupée, regard anxieux. Râles sibilants et râles sous-crépitants aux bases. L'expectoration est muco-purulente et adhérente au vase qui la contient. Urine rare et légèrement albumineuse.

En raison de la gravité de l'état asphyxique et le travail ne

[1] Vinay. *Lyon médical*, 1892.

débutant pas spontanément, M. le Dr Vinay se décide à provoquer l'accouchement. Une sonde est introduite dans l'utérus; ce n'est que le surlendemain que les contractions utérines se réveillent. On termine l'accouchement dès que la dilatation est suffisante; on extrait un enfant à l'état de mort apparente, mais bientôt ranimé par quelques frictions.

L'état s'aggrave après l'accouchement, et la malade succombe au bout de quelques jours.

Autopsie : poumon droit, quelques adhérences de la plèvre qui se détachent facilement; lobe inférieur congestionné, offrant à la coupe des noyaux d'hépatisation péribronchiques disséminés, ces dernières parties plongent dans l'eau. Du côté gauche, le poumon présente quelques adhérences lâches avec congestion de la base et noyaux de broncho-pneumonie; emphysème moyen disséminé et plus apparent vers les bords et le sommet. Pas de tuberculose. Bronches remplies sur toute leur longueur de mucosités grisâtres, adhérentes, remplissant leur lumière presque en totalité.

Ce total de six observations est évidemment insuffisant pour que nous ayons la prétention d'en tirer des conclusions précises, relativement à l'influence fâcheuse de la broncho-pneumonie sur la grossesse et l'accouchement; mais cependant, il est certains points qui me paraissent devoir ressortir de l'étude de ces observations.

C'est d'abord la gravité extrême du pronostic quand une femme enceinte vient à être atteinte de broncho-pneumonie, et cela quelle que soit la période de la grossesse à laquelle elle est arrivée. Les six femmes, base de notre étude, ont succombé quelques jours et même quelques heures après l'accouchement. Ce n'est pas le pronostic ordinaire de la broncho-pneumonie de l'adulte.

Voici ce que dit Mosny, à propos du pronostic de la broncho-pneumonie : « Chez l'enfant, la broncho-pneumonie est particulièrement grave; elle est presque toujours mortelle chez le nouveau-né, tandis qu'elle ne tue que les trois quarts des petits malades âgés de moins de trois ans; le sixième seulement de ceux qui ont dépassé l'âge de six ans. Moins grave chez l'adulte, la broncho-pneumonie redevient très grave chez le vieillard; elle est donc particulièrement meurtrière aux âges extrêmes de la vie. »

Il semble résulter de nos observations, que l'état de grossesse de la malade assombrit singulièrement le pronostic, et rapproche à ce point de vue les femmes enceintes des enfants très jeunes ou des vieillards. La marche de la maladie paraît aussi prendre une allure un peu spéciale chez la femme enceinte. C'est d'abord l'oppression extrême qui est signalée dans la plupart des observations et qui s'explique du reste assez facilement, du moins pour les grossesses arrivées près du terme. C'est là encore un point qui rapproche les symptômes de la broncho-pneumonie de la grossesse de celle des nouveau-nés, où l'on sait que les phénomènes d'asphyxie prédominent, tandis que chez l'adulte, ce sont surtout les phénomènes infectieux qui dominent la scène.

Mais un point sur lequel nous appelons particulièrement l'attention dans la marche de la maladie chez la femme enceinte, c'est l'aggravation bien manifeste qui se produit dans l'état de la malade après l'accouchement. Tandis que les phénomènes dyspnéiques paraissent s'amender par suite de la délivrance de l'utérus, les phénomènes généraux semblent prendre immédiatement un caractère plus grave. Les frissons apparaissent ou augmentent d'intensité; les élévations brusques de température sont analogues à celles qu'on observe dans l'infection puerpérale aiguë. En un mot, ce sont les phénomènes infectieux qui dominent la scène, et, le plus ordinairement, la maladie se termine rapidement par la mort. Telle est, semble-t-il résulter de nos observations, l'influence de la grossesse et de l'accouchement sur la broncho-pneumonie.

Quelle est l'influence de la broncho-pneumonie sur la marche de la grossesse et quel est son retentissement sur l'état de santé du fœtus?

Dans toutes nos observations, l'expulsion du fœtus s'est faite spontanément, avant la mort de la malade, et le plus souvent peu de temps avant le dénouement fatal, soit que l'accouchement fût la conséquence de l'aggravation de l'état de la malade, soit que la délivrance rapide parût donner un véritable coup de fouet à la marche de la broncho-pneumonie, ainsi que cela s'observe pour la tuberculose pulmonaire.

Quoi qu'il en soit, il paraît certain qu'en présence d'une broncho-pneumonie évoluant chez une femme enceinte, on doit s'attendre à voir le travail débuter d'un moment à l'autre, et ce phénomène ne paraît pas devoir améliorer le pronostic, ainsi que cela s'observe souvent dans d'autres affections, les maladies du cœur par exemple, ou l'éclampsie, puisque dans chacune des observations que nous avons recueillies l'état s'est rapidement aggravé après l'accouchement, malgré l'amélioration momentanée survenue dans l'état dyspnéique.

Dans le cas de Vinay, l'accouchement n'eut pas lieu spontanément, malgré une dyspnée ayant amené un véritable état asphyxique de la malade, et c'est cet état d'asphyxie qui détermina cet auteur à provoquer l'accouchement. Mais, comme dans toutes nos observations, l'état général s'aggrava après l'accouchement, et la malade succomba en quelques jours.

Quant au retentissement de la broncho-pneumonie de la mère sur l'état de santé du fœtus, il est assez difficile d'arriver à des conclusions précises. Nous voyons, en effet, que si, parmi nos cinq observations

personnelles, nous mettons de côté les deux cas dans
lesquels la grossesse de la malade n'avait pas dépassé
les six premiers mois et où le fœtus n'était par conséquent pas viable, il nous reste seulement trois observations. Dans l'une (observation IV), l'enfant est né
mort. Son autopsie a révélé des lésions du foie qu'il
serait difficile de ne pas mettre sur le compte de
l'infection maternelle. La broncho-pneumonie maternelle paraît donc, dans ce cas, avoir eu un retentissement manifeste sur l'état de santé du fœtus et
avoir été la cause de sa mort. Dans l'observation III,
l'enfant naquit vivant, mais faible, et il succomba
quelques jours après sa naissance. L'autopsie révéla
chez lui des lésions de broncho-pneumonie; mais cet
enfant avait été envoyé à l'hôpital des Enfants assistés,
et nous savons combien il est fréquent que les préma-
turés envoyés à l'hôpital succombent à la broncho-
pneumonie, comme l'a très bien fait ressortir notre
interne, M. Bousquet, quant il a présenté à la Société
d'anatomie et de physiologie de Bordeaux les pièces
provenant de l'autopsie de cet enfant; on ne saurait
raisonnablement en conclure qu'il s'agissait là d'un
cas de transmission intra-utérine de la broncho-pneumonie maternelle. Enfin, dans notre observation V,
l'enfant né à huit mois, à l'état de mort apparente, fut
vite ranimé. Il présenta des phénomènes inquiétants
pendant les premiers jours de sa vie, tels que convulsions, toux légère, difficulté de téter, mais il se remit
vite, et c'est actuellement un bel enfant. Dans l'observation de Vinay, il est dit également que l'enfant né à
l'état de mort apparente a été vite ranimé et a
continué à vivre; or, il est à remarquer que, dans ses
deux dernières observations, l'état de la mère était
extrêmement grave au moment de la naissance de
l'enfant. Il est donc peu probable que la transmission
placentaire ait dans la broncho-pneumonie la même,

facilité à se produire que dans les cas d'autres maladies infectieuses, telles par exemple que la variole, la fièvre typhoïde, la pneumonie elle-même. Dans ces diverses maladies infectieuses, l'enfant qui naît à la période ultime de la maladie succombe le plus ordinairement à une affection de même nature que celle de sa mère.

Toutefois, il serait prématuré de tirer des conclusions sur un nombre de cas aussi restreints, et d'autres observations bien suivies nous paraissent nécessaires pour élucider cette intéressante question du retentissement de la broncho-pneumonie maternelle sur l'état de l'enfant.

Ces considérations nous ont amené à entreprendre une série d'expériences sur les animaux. Ces expériences ont déjà été publiées par nous-même et par nos collaborateurs, soit à la Société de Biologie (¹), soit à la Société d'Anatomie et de Physiologie de Bordeaux. Nous croyons inutile de les reproduire de nouveau ici; nous voulons seulement en donner une analyse succincte.

La première question à élucider était de savoir si les microorganismes variés qui interviennent dans l'étiologie de la broncho-pneumonie (pneumocoques, streptocoques, staphylocoques, bacterium coli) pouvaient traverser le placenta. La question avait été élucidée par Netter en ce qui concerne le pneumocoque, et les faits cliniques de transmission de la pneumonie franche de la mère au fœtus sont venus confirmer les données expérimentales. Nous avons nous-même observé au service d'isolement de la clinique obstétricale de Bordeaux un fait très net de transmission intra-utérine du pneumocoque. La chose n'est donc pas douteuse pour le pneumocoque,

(¹) Sabratès et Chambrelent. — *Société de Biologie* (avril 1803).
Chambrelent et Pachon. — *Société de Biologie* (1898).

microbe qui intervient dans un certain nombre de broncho-pneumonies.

Quant aux autres microbes que l'on retrouve fréquemment dans les broncho-pneumonies, une série d'expériences, faites en collaboration avec le Dr Sabrazès au laboratoire des cliniques de la Faculté de Médecine de Bordeaux, nous a montré que ces divers micro-organismes pouvaient aussi traverser le placenta. C'est ainsi que chez toutes les femelles pleines à qui nous avons injecté dans le sang des cultures de streptocoque, de staphylocoque ou de bacterium coli, il a été facile de déceler la présence de ces microorganismes dans les différentes parties de l'embryon.

Ainsi donc, les microorganismes qui interviennent dans la broncho-pneumonie sont tous susceptibles de traverser le placenta, mais à une condition, c'est qu'ils ne restent pas localisés aux poumons, mais se généralisent dans l'organisme.

On comprend d'après cela comment il pourra y avoir transmission intra-placentaire dans certains cas particuliers où l'infection pulmonaire se sera généralisée.

Si l'infection, au contraire, reste localisée aux poumons de la mère, l'élément qui la constitue ne pourra pas atteindre le fœtus; mais ce n'est pas une raison pour que l'organisme fœtal ne souffre pas de la broncho-pneumonie de la mère; le microbe ne constitue pas à lui seul toute la maladie. Si ce microbe reste localisé aux poumons, les toxines qu'il sécrète peuvent parfaitement envahir l'organisme et atteindre le fœtus en produisant chez lui des lésions plus ou moins profondes.

Dans notre observation IV, où il est noté que la femme accoucha, deux jours avant sa mort, d'un enfant mort, nous avons pu constater que les recherches les plus minutieuses, n'avaient pu révéler la présence d'aucun microorganisme dans les organes du fœtus; ces organes et particulièrement le foie avaient cependant subi des altérations profondes, résultant fort vraisemblablement de l'infection maternelle.

Nous avons de plus cherché, à l'aide de quelques expériences sur des femelles en gestation, à nous rendre compte de l'influence de la broncho-pneumonie maternelle sur l'état de l'embryon.

On sait, depuis les travaux de Traube, que l'on arrive facilement à produire chez les animaux des broncho-pneumonies expérimentales en sectionnant les nerfs pneumo-gastriques.

Avec le concours de notre collègue Pachon ('), professeur agrégé de physiologie à la Faculté de Médecine de Bordeaux, nous avons pu ainsi produire des broncho-pneumonies chez des lapines pleines. Ces animaux succombaient rapidement, c'est-à-dire au bout de vingt-quatre ou de quarante-huit heures, avec des lésions de broncho-pneumonie. Or, dans toutes nos expériences, nous avons pu constater que, tandis que les poumons de la mère étaient envahis par le bactérium coli, qui avait causé les lésions classiques de la broncho-pneumonie, toutes les cultures faites avec les différentes parties des embryons étaient restées stériles. Ces expériences sont donc d'accord avec nos observations cliniques, car elles paraissent démontrer que tant qu'il n'y aura que de la broncho-pneumonie, c'est-à-dire tant que l'infection restera localisée aux poumons, les microorganismes causes de cette infection ne pourront atteindre le fœtus.

('). Chambrelent et Pachon. Société de Biologie 189.

247

Bordeaux. — Impr. G. Gounouilhou, rue Guiraude, 11.

9 782016 173527